essentials

essentials liefern aktuelles Wissen in konzentrierter Form. Die Essenz dessen, worauf es als „State-of-the-Art" in der gegenwärtigen Fachdiskussion oder in der Praxis ankommt. *essentials* informieren schnell, unkompliziert und verständlich

- als Einführung in ein aktuelles Thema aus Ihrem Fachgebiet
- als Einstieg in ein für Sie noch unbekanntes Themenfeld
- als Einblick, um zum Thema mitreden zu können

Die Bücher in elektronischer und gedruckter Form bringen das Fachwissen von Springer*autorinnen kompakt zur Darstellung. Sie sind besonders für die Nutzung als eBook auf Tablet-PCs, eBook-Readern und Smartphones geeignet. *essentials* sind Wissensbausteine aus den Wirtschafts-, Sozial- und Geisteswissenschaften, aus Technik und Naturwissenschaften sowie aus Medizin, Psychologie und Gesundheitsberufen. Von renommierten Autor*innen aller Springer-Verlagsmarken.

Wolfgang Justus Brauer

Klinische Diagnostik des Lymphödems

Eine Einführung für Ärzte

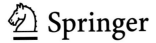

Springer

Wolfgang Justus Brauer
Freiburg im Breisgau, Deutschland

ISSN 2197-6708   ISSN 2197-6716   (electronic)
essentials
ISBN 978-3-662-67169-6   ISBN 978-3-662-67170-2   (eBook)
https://doi.org/10.1007/978-3-662-67170-2

Die Deutsche Nationalbibliothek verzeichnet diese Publikation in der Deutschen Nationalbibliografie; detaillierte bibliografische Daten sind im Internet über http://dnb.d-nb.de abrufbar.

Planung/Lektorat: Daniel Quinones
Springer ist ein Imprint der eingetragenen Gesellschaft Springer-Verlag GmbH, DE und ist ein Teil von Springer Nature.
Die Anschrift der Gesellschaft ist: Heidelberger Platz 3, 14197 Berlin, Germany

Was Sie in diesem *essential* finden können

- Das *essential* soll den Leserinnen und Leser das nötige Wissen in die Hand geben, um Lymphödeme schnell und sicher erkennen zu können, auch dann, wenn insbesondere bei primären Lymphödemen anfangs wegweisende anamnestische Hinweise fehlen.
- Grundlegende Informationen über Physiologie und Pathophysiologie des Lymphtransportes dienen als Basis für die klinische (wie auch für die weiterführende) Diagnostik.

Inhaltsverzeichnis

Abkürzungen

CVI	Chronisch Venöse Insuffizienz
FR	Funktionelle Reserve
HA	Hyaluronan
IClCs	Interstitial Cajal-like cells
LEC	Lymphendothelzellen
LL	Lymphpflichtige Last
LZV	Lymphzeitvolumen
ML	Manuelle Lymphdrainage
TK	Transportkapazität
VAR	Venoarterieller Reflex

Abbildungsverzeichnis

Einleitung

Klinisch manifeste Lymphödeme ab dem Stadium II lassen sich meistens einfach und zuverlässig mit der Basisdiagnostik diagnostizieren. Voraussetzungen dafür sind Grundkenntnisse der Physiologie, Pathophysiologie des Lymphtransportes und der lymphologischen Krankheitsbilder sowie der Differentialdiagnostik der Ödeme. Die Basisdiagnostik besteht aus Anamnese, Inspektion, Palpation und gegebenenfalls Volumenmessung, weiteres ist in der Regel nicht erforderlich. Bei subklinischen Lymphödemen (Stadium 0) und oft auch im Stadium I kann die Basisdiagnostik versagen. Dann und bei differentialdiagnostisch relevanten Komorbiditäten, bei Beteiligung innerer Organe, vor interventioneller und operativer Therapie und bei gutachterlicher Fragestellung kann eine weiterführende Diagnostik vorwiegend mit bildgebenden Verfahren erforderlich werden.

In Anbetracht der Tatsache, dass der durchschnittliche zeitliche Abstand vom Beginn der ersten Symptomatik eines chronischen Lymphödems bis zum Einleiten der Therapie bei sekundären Lymphödemen der Extremitäten zwar vergleichsweise kurz ist, sehr lang dagegen bei primären Lymphödemen, zeigt sich die Wichtigkeit einer frühzeitigen Diagnose. Blome et al. fanden bei sekundären Lymphödemen der Arme bei 86,2 % eine Latenz zwischen erstmaliger Vorstellung beim Arzt und der Diagnose von weniger als einem Jahr, bei sekundären Lymphödemen der Beine betrug der Wert 62 %, bei 11,3 % über 5 Jahren. Bei primären Lymphödemen lag die Latenz zwischen Erstsymptomen und Arztbesuch bei durchschnittlich 5,2 Jahren, die Diagnose des Lymphödems erfolgte nach weiteren 6,7 Jahren. (Blome et al. 2013).

W. J. Brauer, *Klinische Diagnostik des Lymphödems*, essentials, https://doi.org/10.1007/978-3-662-67170-2_1

Lymphe, Lymphödem

2

2.1 Lymphe, Definition

Alle Substanzen, die zwischen Blut und Gewebszellen ausgetauscht werden, müssen durch das Interstitium passieren. Die interstitielle Flüssigkeit ist definitionsgemäß keine Lymphe. Gelangt Flüssigkeit aus dem Zwischenzellraum in die Lymphgefäße wird dies als Lymphbildung bezeichnet. Lymphe ist die Flüssigkeit einschließlich darin enthaltener gelöster Substanzen und fester Bestandteile im Lymphgefäßsytem.

2.2 Lymphödem, Definition

Das Lymphödem ist ein extrazelluläres eiweißreiches Ödem. Die Proteinkonzentration liegt über 1g %, in der Regel mehreren Gramm-Prozent, erreicht aber nicht die Werte der Plasmaproteine. Bei allen Formen des Lymphödems liegt eine Weichteilschwellung durch Akkumulation eiweißreicher Flüssigkeit im Interstitium und dadurch bedingte entzündliche Erkrankung des Interstitiums durch Behinderung des Lymphtransportes vor. Dies führt bei chronischen Lymphödemen zu typischen Gewebsveränderungen, die das Krankheitsbild bestimmen. Ursächlich sind beim primären Lymphödem anlagebedingte, beim sekundären erworbene Schäden des Lymphgefäßsystems.

© Der/die Autor(en), exklusiv lizenziert an Springer-Verlag GmbH, DE, ein Teil von Springer Nature 2023
W. J. Brauer, *Klinische Diagnostik des Lymphödems*, essentials,
https://doi.org/10.1007/978-3-662-67170-2_2

2.2.1 Praevalenz der Lymphödeme

Lymphödeme gehören zu den häufigen Krankheiten. An den Beinen ergab die Auswertung alleine des „Stemmerschen Zeichens" (Definition des Stemmerschen Zeichens s. u.) an 3055 zufällig ausgewählten Patientinnen/Patienten für das „Stemmersche Zeichen" Grad 2 und 3 eine Praevalenz von 1,8 %, bei zusätzlicher Berücksichtigung des „Stemmerschen Zeichens" Grad 1 eine Praevalenz von 15,9 % (Pannier et al. 2007).

Dazu kommen noch zahlreiche Lymphödeme, über deren Häufigkeit teilweise keine exakten Angaben existieren, wie bei Patientinnen und Patienten mit primären Lymphödemen ohne „Stemmersches Zeichen", sekundären Lymphödemen der Arme und Beine nach Lymphonodektomien, anderen Operationen, Traumen, Tumoren und fortgeschrittenen Stadien der Chronisch Venösen Insuffizienz (CVI) sowie weiteren Komorbiditäten (siehe Kapitel „Sekundäres Lymphödem").

Nach Therapie eines Mammakarzinoms entwickeln 9,5 % der Patientinnen ein Lymphödem des Armes (nach alleiniger axillarer sentinel lymph node biopsy ohne Radiatio der regionalen Lymphknoten 5,7 %) (Naoum et al. 2020). Die Rate der Lymphödeme der Mammae nach brusterhaltender Therapie liegt bei 27,8 % (Netopil 2010).

Funktionelle Anatomie, Physiologie und Pathophysiologie des Lymphgefäßsystems

3.1 Funktionelle Anatomie

Das Lymphgefäßsystem besteht aus Lymphgefäßen und Lymphknoten. Lymphgefäße beginnen als „initiale Lymphgefäße" (syn. Lymphkapillaren oder initiale Lymphsinus), klappenlose Gefäße mit einschichtigem Endothel (Durchmesser ca. 30–50 μm). Sie bilden eine plexusförmige Struktur, seltener weisen sie eine fingerförmige Form auf. Die initialen Lymphgefäße gehen über in Praekollektoren (Durchmesser von 50 bis 200μm), die über einzelne Klappen und einzelne Muskelfasern verfügen. Sie setzen sich fort in Lymphkollektoren (Durchmesser von 300 bis 600 μm), Sammelgefäße und Lymphstämme (hauptsächlich Ductus thoracicus und Ductus lymphaticus dexter), die letztendlich über den linken und in geringerem Maß den rechten Venenwinkel in das Venensystem münden. Entgegen der verbreiteten Annahme, dass distal bzw. caudal dieser Einmündungen keine Verbindungen zwischen Lymphgefäßsystem und dem Venensystem existieren können scheinen nach neuesten Untersuchungen weitere Mündungsbereiche in der Inguinalregion zu existieren oder sich bei intraluminaler Druckerhöhung bei Lymphostase entwickeln zu können, die zumindest bei pathologischer Druckerhöhung im Lymphgefäßsystem der Beine den Übertritt von Lymphe in das Venensystem gewährleisten und die möglicherweise auch unter physiologischen Bedingungen eine Funktion haben (Brauer und Brauer 2022). Dies wird durch Beobachtungen bei interventionellen Eingriffen im Lymphgefäßsystem (Mitteilung von Claus Pieper, Bonn) untermauert. Auch beim Herzen sind lymphvenöse Verbindungen nachgewiesen worden (Vajda 1972).

Die initialen Lymphgefäße und teilweise auch die Praekollektoren sind mit einem flachem einschichtigem Endothel ausgekleidet. Die Endothelzellen besitzen ein Glycocalyx, sie haben immunologische Funktionen und eine aktive

W. J. Brauer, *Klinische Diagnostik des Lymphödems*, essentials, https://doi.org/10.1007/978-3-662-67170-2_3

Transportfunktion. Sie weisen Zellausläufer auf, die Zellform ähnelt Eichblättern. Diese Ausläufer bilden Überlappungen mit Nachbarzellen, wirken als Einlassventile (»open junction«-Formationen) und verhindern einen Rückfluss der Lymphe in des Interstitium (Zöltzer 2021). Perizyten fehlen bei den initialen Lymphgefäßen ebenso wie eine geschlossene Basalmembran, sie sind umgeben von einer lockeren Schicht retikulärer Fasern (Matrix). Kollagene Fasern, „Ankerfilamente", die an die Endothelien gekoppelt sind und Netze elastischer Fasern fixieren die Lymphgefäße im Gewebe, sie bewirken eine biomechanische Koppelung auf die Endothelien, und, bei vermehrter interstitieller Flüssigkeit und bei erhöhtem interstitiellem Druck öffnen sich die open junction Formationen, die interstitielle Flüssigkeit kann in die initialen Lymphgefäße gelangen. Das Einströmen der interstitiellen Flüssigkeit wird als „Lymphbildung" bezeichnet. Diesen Mechanismus macht man sich bei manchen bildgebenden Verfahren, nämlich der indirekten Lymphographie und den meisten Sentinel Node Markierungsverfahren mittels spezieller Injektionstechnik zu Nutze (Brauer 2021).

Die initialen Lymphgefäße und in geringerem Maße die Praekollektoren dienen der Resorption interstitieller Flüssigkeit. Eine Rückdiffusion interstitieller Flüssigkeit in das Venensystem findet nicht oder nur geringfügig statt, die überwiegende Menge gelangt über das Lymphgefäßsystem ins Blut (Schad 2009).

Präkollektoren haben rudimentäre Klappen, sie sind Resorptions- und Transportgefäße.

Lymphkollektoren und Lymphstämme sind reine Transportgefäße. Im Gegensatz zu den initialen Lymphgefäßen verfügen sie über eine durchgehende Basalmembran und eine Wandmuskulatur. Intraluminal befinden sich Ventile in Form von Bicuspidalklappen, der Abschnitt zwischen zwei Klappenebenen wird als Lymphangion bezeichnet.

3.2 Lymphangiomotorik

Die Lymphangione bilden funktionelle Einheiten, die autoregulatorisch arbeiten; sie weisen eine autonome Pumpfunktion auf, die von speziellen Schrittmacherzellen in der Media, den „interstitial Cajal-like cells" (ICLCs) gesteuert wird. Diese Pumpfunktion unterliegt unterschiedlichen modifizierenden Einflüssen und erfolgt nicht zwingend rhythmisch:

1. Zunahme der Menge der Flüssigkeit in den Lymphangionen wie auch erhöhter intraluminaler Druck führen zu höherer Kontraktionsfrequenz und stärkeren

Kontraktionen beispielsweise bei körperlicher Belastung oder bei vergrößerter lymphpflichtiger Last. Dieser Mechanismus funktioniert auch bei erhöhter Nachlast infolge eines gesteigerten Strömungswiderstand des nachgeordneten Lymphgefäßsystems. Bei geringer Füllung kann die Pumpfunktion auch zeitweise über wenige Minuten sistieren.

2. Physiologische Hilfsmechanismen, wie Muskelpumpe und Gelenkpumpe, Arterienpulstionen, atembedingte abdominelle und thorakale Druckänderungen sowie venöser Unterdruck in den oberen Körperabschnitten unterstützen den Lymphtransport. Die Muskelpumpe wirkt über Kompression, die Gelenkpumpe über Dehnung und Kompression. Therapeutisch lässt sich die Funktion der Lymphangione und damit der Lymphtransport mittels Dehnungsreize der manuelle Lymphdrainage aktivieren. Dieser Effekt lässt sich auch nach Beendigung der manuellen Lymphdrainage noch nachweisen.

3. Die Wirkung der Arterienpulsationen in den Extremitäten ist auf die tiefen Lymphkollektoren beschränkt, die in den Gefäß-Nervenbündeln in Nachbarschaft mit den tiefen Arterien verlaufen.

4. Inspiration fördert durch Unterdruck im Thorax den Sog auf die Kollektoren und unterstützt im Abdomen mittels Druckerhöhung deren Entleerung, bei der Expiration verlaufen diese Vorgänge vice versa. Ein Ausfall der Hilfsmechanismen kann unter Umständen zu erheblicher Beeinträchtigung des Lymphtransportes führen.

5. Niedriger oder negativer zentraler Venendruck unterstützt die Entleerung des Ductus thoracicus und Ductus lymphaticus dexter, ein erhöhter Druck erschwert den Lymphabstrom.

6. In den Lymphgefäßen und Lymphknoten lässt sich eine sympathische und parasympathische Innervation bzw. Expression von Neurotransmitterrezeptoren nachweisen, über die Einflüsse des vegetativen Nervensystems auf die Regulation der Lymphangiomotorik (und auf immunologische Funktionen) liegen aber nur eingeschränkte Kenntnisse vor (Bachmann 2018).

3.3 Physiologie

3.3.1 Einleitung

Unter physiologischen Bedingungen besteht eine Homäostase zwischen Filtration aus den Blutgefäßen in das Interstitium und Abtransport der interstitiellen Flüssigkeit und weiterer lymphpflichtiger Substanzen (lymphpflichtige Last) durch das Lymphgefäßsystem. Dieses Gleichgewicht ist beim akuten wie auch beim chronischem Lymphödem gestört.

3.3.2 Lymphologische Grundbegriffe

Lymphpflichtige Last (LL)
Substanzen, die lymphogen aus dem Interstitium entsorgt werden:

Proteine und andere großmolekulare Stoffe
Zelllast: Lymphozyten und weitere Zellen der Abwehrsysteme, außerdem Viren, Bakterien, Filarien und weitere Parasiten und gegebenenfalls Tumorzellen
Fremdmaterial
Langkettige Fettsäuren (Chylomikronen), fettlösliche Vitamine und weitere resorbierte Nahrungsbestandteile
Hyaluronan (täglicher Umsatz ca. 1/3 der Gesamtmenge)

Transportkapazität (TK)

Maximal mögliche Transportleistung des Lymphgefäßsystems. Bei Gesunden übertrifft die TK in der Regel die lymphpflichtige Last, es besteht eine große Reservekapazität/funktionelle Reserve. Die TK ist unter physiologischen Bedingungen eine nicht quantifizierbare Größe.

Lymphzeitvolumen (LZV)

Menge einer vom Lymphgefäßsystem pro Zeiteinheit abtransportierter lymphpflichtigen Last.

Funktionelle Reserve (FR)

Differenz zwischen lymphpflichtiger Last und Transportkapazität. Ödeme entstehen dann, wenn keine FR besteht.

Unter physiologischen Bedingungen ist das Lymphgefäßsystem dank einer hohen TK jederzeit in der Lage, die jeweils anfallende LL aus dem Interstitium aufzunehmen und abzutransportieren; es ist eine ausreichende FR vorhanden, eine Ödembildung wird verhindert.

3.4 Pathophysiologie

Ursächlich für interstitielle Ödeme sind ein zu geringer Abtransport der interstitiellen Flüssigkeit, also eine erniedrigte Transportkapazität oder ein zu hoher Flüssigkeitseinstrom, der eine normale Transportkapazität überschreitet, oder eine Kombination beider Ursachen. Dementsprechend werden 3 Insuffizienzformen definiert:

3.4.1 Mechanische Insuffizienz

Bei der mechanischen Insuffizienz ist die Transportkapazität so weit erniedrigt, dass sie die normale lymphpflichtige Last unterschreitet, diese kann nicht in ausreichenden Maße aus dem Interstitium entfernt werden. Es liegt eine Insuffizienz des lymphatischen Transportsystems vor, eine Niedrigvolumeninsuffizienz. Es bildet sich ein eiweißreiches Ödem aus, ein klinisch manifestes Lymphödem.

Bei einer moderaten Einschränkung der TK, die noch nicht die normale lymphpflichtige Last unterschreitet, lässt sich kein Ödem nachweisen. Dieser Zustand wird als subklinisches Lymphödem oder Lymphödem Stadium 0 bezeichnet. Ursächlich für eine eingeschränkte Transportkapazität sind organische und/oder funktionelle Schädigungen des Lymphgefäßsystems. Organische Schäden resultieren beim primären Lymphödem aus Fehlentwicklung von Lymphgefäßen und Lymphknoten, bei den Formen des sekundären Lymphödems aus Unterbindung, Durchtrennung, Kompression und Obstruktion von Lymphgefäßen oder Entfernung von Lymphknoten.

Szintigraphische Befunde belegen die Hypothese, dass beim primären Lymphödem für eine eingeschränkte Transportkapazität zwei verschiedenartige Mechanismen ursächlich sein können, die zu unterschiedlichen Formen der mechanischen Insuffizienz führen:

a. In der Mehrzahl finden sich Minusvarianten von Lymphgefäßen und Lymphknoten. Der Lymphtransport ist ständig eingeschränkt, Es liegt eine *Niedrigvolumeninsuffizienz* vor.

b. Seltener sind Plusvarianten mit einer Hyperplasie der Lymphgefäße der Beine mit variköser Erweiterung und Fehldifferenzierung der Bicuspidalklappen, in denen sich größere Volumina ansammeln. Diese werden in Orthostase nicht ausreichend befördert (*„mechanische fluidstatische Insuffizienz"*) und erst beim Gehen mittels der Muskel- und Gelenkpumpe in größeren Mengen abtransportiert („Fluiddynamik") (Brauer 2021).

Ursächlich für eine funktionelle, meistens reversible Schädigung mit kompromittiertem Lymphtransport auch bei anatomisch intakten Lymphgefäßen können kurzzeitige reversible Lymphgefäßektasien mit Klappeninsuffizienz, Lymphangiospasmen oder Lymphangioparalysen sein. Organische und funktionelle Schäden können gemeinsam auftreten, häufig beispielsweise beim akuten posttraumatischen Lymphödem.

3.4.2 Dynamische Insuffizienz

Bei der dynamischen Insuffizienz liegt die Transportkapazität im Normbereich, das lymphatische Transportsystems ist intakt. Eine vermehrte lymphpflichtige Last überschreitet die Transportkapazität, so dass sich ein Ödem bei regelrecht funktionierendem Lymphgefäßsystem ausbildet, es liegt eine *Hochvolumeninsuffizienz* vor. Beispiele dafür sind phlebostatische Ödeme bei der CVI im Stadium I nach Widmer, Herzinsuffizienz, Ödeme bei Hypoproteinämie oder Ödeme bei jungen Patientinnen mit Lipödem (Brauer und Brauer 2005). Die erhöhte Volumenbelastung bei einer länger bestehende dynamischen Insuffizienz kann zur Schädigung der Lymphgefäße führen mit eingeschränkter Transportkapazität, woraus eine kombinierte Insuffizienz resultiert.

3.4.3 Kombinierte Insuffizienz

Wenn ein Ödem auf einer erniedrigter Transportkapazität in Verbindung mit einer erhöhten lymphpflichtige Last beruht, liegt eine Kombination von „Mechanischer Insuffizienz" und „Dynamischer Insuffizienz" vor. Die „Kombinierte Insuffizienz" findet sich unter anderem regelmäßig bei der phlebo-lymphostatischen Insuffizienz im Stadium II und III nach Widmer der CVI oder häufig beim Diabetes mellitus und beim akuten posttraumatischen Lymphödem.

Allen Formen des Lymphödems liegt eine erniedrigte Transportkapazität zugrunde, entweder ausschließlich, wie bei der mechanischen Insuffizienz, oder in Kombination mit erhöhter lymphpflichtiger Last bei der kombinierten Insuffizienz. Beim klinisch manifestem Lymphödem (also in den Stadien 1 bis 3) liegt ein eingeschränkter oder fehlender Lymphtransport vor.

3.4.4 Lymphostase

Eine lokale Unterbrechung des Lymphtransportes in den vorgelagerten Lymphgefäßen führt zu einer Lymphostase. Zu Beginn kommt es zu einer vermehrten Füllung in den afferenten Lymphgefäßen. Das führt zu einer verstärkten Wanddehnung der Lymphgefäße, der Dehnungsreiz bewirkt eine Erhöhung der Pulsationsfrequenz und in Analogie zum Frank-Starling-Mechanismus der intrinsischen Kraft und infolgedessen zu einer intraluminalen Drucksteigerung, die Werte von 100 mm Hg erreichen kann. In der Folge erweitern sich die Lymphgefäße, die Klappen werden insuffizient, die Lymphangiomotorik lässt nach oder sistiert (Földi und Földi 2005).

3.4.4.1 Kompensationsmöglichkeiten bei Lymphostase

1. Sofern im Bereich der Unterbrechung von Lymphgefäßen noch gesunde Lymphkollektoren vorhanden sind können diese analog zum Frank-Starling– Mechanismus kompensatorisch über gesteigerte Auswurfvolumina und Pumpfrequenz die Folgen des Defektes minimieren oder ausgleichen.
2. Lymphtransport über „Nebenwege" (Kollateralkreislauf): Voraussetzung ist abhängig von der jeweiligen anatomischen Situation das Vorhandensein von Kollateralen. Bei den Beinen kommen in Ruhe und beim Gehen unter physiologischen Bedingungen von den vorhandenen Kollektoren des epifascialen Lymphgefäßsystems der Beine nur eine geringe Anzahl zum Einsatz, die im Vergleich mit den übrigen über einen kräftigeren Wandaufbau aufweisen („Hauptwege"). Die „Nebenwege" dürften als Reserve zur Verfügung stehen (Brauer 2020) (Wilting Becker 2022). Eine entscheidende Rolle können Kollateralen, so vorhanden, zur Verhinderung von Lymphödemen des Armes nach axillarer Lymphonodektomie beitragen (Deltoidbündel).
3. Lymphtransport über tiefe Lymphgefäße: In den Extremitäten erfolgt der überwiegende Teil des Lymphtransportes anders als im Venensystem über das epifasciale respektive vom subfascialen Lymphgefäßsystem zu den oberflächlichen Lymphgefäßen. Bei einer Lymphostase kann der Abfluss umgekehrt von außen nach innen erfolgen.

4. Physiologische lympho-lymphatische Anastomosen, die die Grenzen (lymphatische „Wasserscheiden") zwischen den Tributargebieten (Lymphterritorien) überbrücken, können den Lymphfluss in benachbarte Territorien weiterleiten.

5. Initiale klappenlose Lymphgefäße: Infolge einer Klappeninsuffizienz kann Lymphe retrograd fließen und gegebenenfalls über die retikulär angeordneten initialen klappenlose Lymphgefäße der Haut auch über die Grenzen der Lymphterritorien abtransportiert werden („dermal backflow").

6. Lymphangioneogenese: Abhängig von der Lokalisation einer Unterbrechung des Lymphtransportes kann dieser über neu gebildete Kollateralen erfolgen. Traumabedingt oder iatrogen infolge einer Durchtrennung von Lymphgefäßen oder nach einer Lymphonodektomie entstandene Unterbrechungen können durch eine Lymphangioneogenese überbrückt werden. Diese kann durch eine sofort einsetzende Manuelle Lymphdrainage (ML) gefördert oder aber durch Narbenbildung behindert oder verhindert werden.

7. Lymphovenöse Anastomosen: Lymphvenöse Anastomosen können bei einer Lymphostase neu gebildet werden [Földi]. Bei Lymphödemen nach retroperitonealer Lymphonodektomie im Rahmen von Tumorerkrankungen finden bei der weit überwiegenden Anzahl der Patienten szintigraphische Hinweise auf den Abtransport der Lymphe aus den Beinen über lymphvenöse Anastomosen in das Venensystem (Brauer und Brauer 2022).

8. Praelymphatische Kanäle: Interstitielle stauungsbedingte Druckerhöhung ermöglicht den Abfluss interstitieller Flüssigkeit durch (erweiterte) praelymphtische Kanäle über lymphatische „Wasserscheiden" in benachbarte Tributargebiete.

9. Makrophagen: Die in der Lymphostase vermehrt vorhandenen Makrophagen können Eiweiße aus dem Interstitium aufnehmen und diese zu nicht mehr lymphpflichtigen Aminosäuren abbauen.

3.4.4.2 Lymphostatische Gewebsveränderungen

Hyaluronanstau: Hyaluronan (HA) verfügt über eine hohe Wasserbindungskapazität, 1 g kann 6 l Wasser binden. Es wird im Gewebe von den Fibroblasten synthetisiert und vorwiegend in den Lymphknoten sowie zu einem geringen Anteil (ca. 10 %) in der Leber abgebaut. Der Turnover beträgt etwa 1/3 täglich. Die interstitielle Hyaluronanclearance ist abhängig vom Lymphfluss. Bei einer Lymphostase lässt sich bereits zu Beginn zu eine erhöhte Hyaluronankonzentration in der interstitiellen Flüssigkeit nachweisen (Liu und Zhang 1998) (Liu 2004).

Fettgewebsvermehrung: Lymphödeme im Stadium II und III gehen mit unterschiedlich ausgeprägter Fettgewebsvermehrung einher. Die Ursachen sind multifaktoriell. Offenbar dient die Akkumulation von HA als Trigger. Hypoxie und Malnutrition, Kennzeichen des Lymphödems, können zu einer Erhöhung des Trigyceridgehaltes im Lymphödemgewebe und Fettgewebsvermehrung führen; möglicherweise spielen auch systemische Einflüsse auf die zentrale Appetenz-regulation eine Rolle (Wilting Becker 2022).

Fibrose/Fibrosklerose: Ein wesentliches Kennzeichen der Stadien II und III des chronischen Lymphödems ist die Fibrosklerose. Ursächlich scheint eine hypoxieinduzierte Hochregulation der Bindegewebsbildung durch die Lymphendothelzellen (LEC) zu sein (Wilting Becker 2022). Die Fibrosklerose betrifft alle von einer Lymphostase betroffenen Organe. Das gilt in besonderen Maße für die Cutis und Subcutis, Blutgefäße aber auch für die Lymphgefäße. Die dadurch verursachten fibrotischen Wandveränderungen der Lymphkollektoren, die die Pumpfunktion der Lymphangione behindern, aggravieren die Lymphostase. Bewegungseinschränkungen durch fibrosklerosebedingte Tendinosen, Ligamentosen, Arthrosen und Periostosen wirken sich negativ auf die Muskel- und Gelenkpumpe aus und können zu einer weiteren Verschlechterung des Lymphödems führen. Fibrosklerosebedingte Veränderungen der Gewebekonsistenz lassen sich palpatorisch erfassen, sie bilden zuverlässige klinische Leitsymptome des chronischen Lymphödems.

Immunologische Funktionsstörungen: Eine Lymphostase führt zu einer lokalen Einschränkung der Abwehrmechanismen. Neben der unspezifischen Abwehr existiert in der Haut ein spezifischer Abwehrmechanismus, dessen Funktion von einem ungestörten Lymphtransport abhängt. In die Cutis eingedrungene bakterielle Erreger werden von Langerhans-Zellen, auf Phagozytose spezialisierte dendritische Zellen, phagozytiert. Diese wandern anschließend in die Tiefe der Cutis und dann über die Lymphgefäße in die Lymphknoten. Sie wandeln sich in „Präsentationszellen" der Antigenbruchstücke. In den Lymphknoten vorbeipatroullierende T-Zellen docken an („immunologische Synapse") und initiieren eine spezifische („erlernte") Immunantwort, die am Infektionsort zum Abtöten von Erregern und infizierten Zellen führt. Der in der Lymphostase eingeschränkte Transport der Langerhansschen Zellen behindert eine Aktivierung der T-Zellen, es resultiert eine mangelhafte immunologische Abdeckung im gestauten Gebiet (Schmolke 2010). Klinisch bedeutet dies ein erhöhtes Erysipelrisiko bei Lymphödempatientinnen /-patienten, lokalisiert auf die betroffene Region.

Lymphostatische Veränderungen der Haut: Bei fortgeschrittenen Lymphödemen im Stadium 3 kommt es regelmäßig zu Veränderungen der Haut (s. u.).

Malignome bei Lymphostase: Das Stewart-Treves-Syndrom, ein kutanes Angiosarkom, ist ein seltener maligner Tumor des vaskulären Endothels von Blut- und Lymphgefäßen der Haut mit schlechter Prognose. Es kommt vorwiegend infolge einer Lymphostase vor. Die Pathogenese ist nicht bekannt.

Lymphödem 4

4.1 Stadieneinteilung des Lymphödems

Beim Lymphödem werden neben einem praeklinischen Stadium (Stadium 0) drei klinische Stadien unterschieden, die diagnostische und therapeutische Besonderheiten aufweisen (Tab. 4.1):

4.1.1 Subklinisches Stadium (Stadium 0)

Morphologische Veränderungen fehlen, es existieren noch keine Ödeme, der Tastbefund ist unauffällig. Hinweise auf ein subklinisches Lymphödem können sich aus der Anamnese ergeben wie vorangegangene Lymphonodektomien oder Verletzungen im Tributargebiet. Das einzige diagnostische Verfahren zum Nachweis eines subklinischen Lymphödems ist die standardisierte Funktionslymphszintigraphie.

4.1.2 Stadium 1

Das Stadium 1 ist definiert als „spontan reversibel". Die Lymphostase führt zu Ödemen, die passager auftreten. Beispielsweise entwickeln sich bei den Beinen Ödeme im Verlauf des Tages, die in der Nacht wieder vollkommen verschwinden können. Der klinische Befund ist unspezifisch. Die Haut ist unauffällig. Vorhandene Ödeme sind palpatorisch gut dellbar, da noch keine Fibrosklerose und Fettgewebsvermehrung vorliegen. Die Diagnose lässt sich mit der standardisierten Funktionslymphszintigraphie sichern.

W. J. Brauer, *Klinische Diagnostik des Lymphödems*, essentials, https://doi.org/10.1007/978-3-662-67170-2_4

Tab. 4.1 Stadieneinteilung des Lymphödems

Subklinisches Stadium/Latenzstadium/Stadium 0	Klinisch kein (Lymph-)ödem aber pathologische Funktionslymphszintigraphie
Stadium 1 (spontan reversibel)	Passageres Ödem von weicher Konsistenz, Hochlagern reduziert oder beseitigt die Schwellung
Stadium 2 (nicht spontan reversibel)	Ödem mit sekundären Gewebsveränderungen; Hochlagern beseitigt die Schwellung nicht
Stadium 3	Deformierende harte Schwellung mit (typischen) Hautveränderungen; teilweise lobäre Form

4.1.3 Stadium 2

Das Stadium 2 ist definiert als „spontan irreversibel". Es ist gekennzeichnet durch fibrotische Gewebsveränderungen und Fettgewebsvermehrung. Ödeme sind permanent vorhanden Die Dellbarkeit wird durch die Fibrosklerose zunehmend eingeschränkt. Das Volumen nimmt zu, die Zunahme kann diskret (Abb. 4.1), moderat oder ausgeprägt sein (Abb. 4.2 und 4.3). Hautveränderungen stehen noch nicht im Vordergrund. Die Bezeichnung „spontan irreversibel" ergibt sich aus der Tatsache, dass Chancen bestehen, dass sich das Stadium 2 mittels geeigneter suffizienter Therapie, in der Regel der komplexen (kombinierten) physikalischen Endstauungstherapie, in ein Stadium 1 zurückverwandeln lässt. Bei fehlenden Komorbiditäten ist ab dem Stadium 2 die Diagnose klinisch eindeutig und schnell zu stellen. Eine bildgebende Diagnostik ist meist nicht erforderlich.

4.1.4 Stadium 3

Das Stadium 3 ist definiert als „deformierende harte Schwellung", teilweise mit lobärer Form. Die frühere gängige Bezeichnung „Elephanthiasis" sollte um jeglichen abwertenden Beigeschmack zu vermeiden keine Verwendung mehr finden und kommt deshalb in der S2k Leitlinie Diagnostik und Therapie der Lymphödeme nicht mehr zur Anwendung (S2k Leitlinie 2017). Kennzeichnend sind eine Volumenvermehrung, durch die Fibrosklerose bedingte harte Konsistenz und damit verbundene eingeschränkte oder fehlende Dellbarkeit, außerdem Fettgewebsvermehrung und obligatorisch lymphostatische Hautveränderungen (Abb. 4.4). Die Diagnose erfolgt anhand klinischer Kriterien.

Abb. 4.1 33J. W. Größe:
190 cm, Gewicht: 77 kg.
Moto cross Sportlerin.
Primäres funktionslymphs-
zintigraphisch bestätigtes
Lymphödem beider Beine.
Seit dem 12. Lebensjahr
dickeres Bein rechts. Kaum
dellbares Unterschenkel-
und Fußrückenödem rechts,
Stemmer positiv. Minimales
prätibiales Ödem und
verstrichenes
Fußrückenrelief links

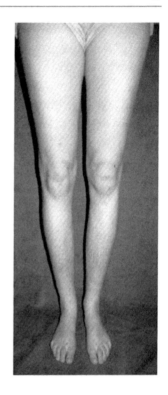

4.2   Klassifikation der Lymphödeme

Lymphödeme werden nach ihren Ursachen in primäre und sekundäre Lymphödeme unterteilt. Gemeinsam ist, dass sich die Krankheitsabläufe ähneln oder
gleichen.

4.2.1   Primäre Lymphödeme

Sie basieren auf genetischen Prädispositionen, in der Mehrzahl Spontanmutatio-
nen, seltener vererbte Genmutationen. Gelegentlich sind sie Teil komplexer kon-
genitaler Syndrome, wie beispielsweise das Klippel-Trénaunay-Weber-Syndrom.
Ursächlich für den eingeschränkten Lymphtransport sind Hypoplasien, seltener
Hyperplasien und Dysplasien von Lymphgefäßen, außerdem Atresien, lokalisierte

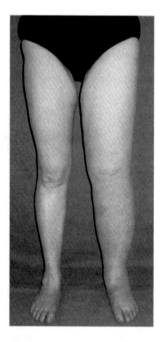

Abb. 4.2 Primäres Lymphödem der Beine. Klinisch säulenförmige Verdickung des linken Beines mit Ballonierung der Area retromalleolaris und des Fußrückens, Stemmer positiv. Rechts nur diskrete aber typische Veränderungen des Fußrückenreliefs. Funktionslymphszintigraphie (nicht dargestellt): In der dynamischen Studie gleichförmiger Anstieg der Lymphknotenuptakekurve rechts mit deutlich erniedrigten Uptakewerten (1,3 %), fast fehlender Anstieg links mit stark erniedrigtem Uptake (0,3 %). Erheblich verlängerte Transportzeit links (12 min) > rechts (7 min). In der statischen Szintigraphie dermal backflow im linken Unterschenkel bis oberhalb des Kniegelenkes, rechts rarefizierte, links fehlende Darstellung der regionalen Lymphknoten

Aplasien, Hypoplasien und Fibrosen; die Lymphknoten weisen Fibrosen und Hypoplasien oder Agenesien auf. Bedingt durch verminderte immunologische Aktivität können im Verlauf die Lymphknotenhypoplasien zunehmen.

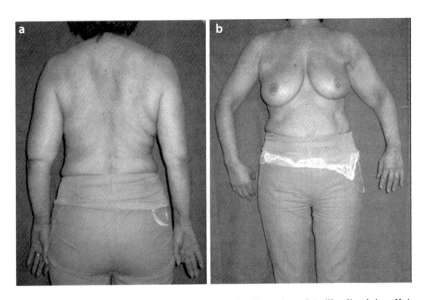

Abb. 4.3 Zustand nach Mammaca., brusterhaltender Therapie und Axillendissektion. Kein Mammaödem. Rumpfödem links dorsal, nicht dellbares Ödem des linken Oberarmes, das typischerweise von dorsal besser zu sehen und zu tasten ist (**a**), als von ventral (**b**). Geringe Cutisvderdickung des dorsalen Unterarmes (**a**). Finger und Hand sind zart

4.2.2 Sekundäre Lymphödeme

Sekundäre Lymphödeme entstehen infolge erworbener Schädigungen von Lymphgefäßen und/oder Entnahme von Lymphknoten. Ursachen sekundärer Lymphödeme können sein:

Operative Eingriffe
Postoperative Narben
Lymphonodektomien
Radiatio
Maligne Prozesse
Traumen
Posttraumatische Narben
Entzündlich verursachte Schädigungen (e.g. Erysipele)
Adipositas
Chronisch Venöse Insuffizienz im Stadium 2 und 3 nach Widmer

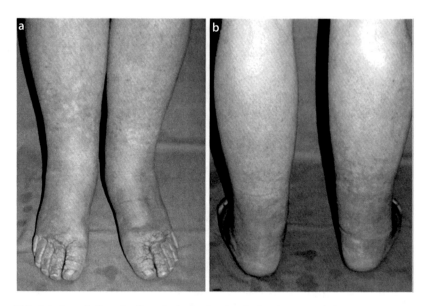

Abb. 4.4 Lymphödem Stadium 3. Säulenförmige Deformierung der Unterschenkel, verstrichenes Sprunggelenksrelief, ballonierte Fußrücken (links trotz Stadium 3 noch dellbar), vertiefte natürliche Hautfalten, Kastenzehen, Papillomatosis cutis lymphostatika im Bereich der Vorfüße (**a**). Ballonierte Area retromalleolaris (**b**)

Artifizielle Schädigungen
Parasitosen (Filariasis) (regional)
Geochemisch (Podoconiose) (regional)

Von den Ursachen sekundärer Lymphödeme zu unterscheiden sind *auslösende Faktoren,* die zur Erstmanifestation von primären wie auch sekundären bis dato subklinischen Lymphödemen führen. Dies ist gegeben, wenn auf eine reduzierte, aber unter normalen Bedingungen noch ausreichende Lymphtransportfunktion weitere Schädigungen des Lymphgefäßsystem oder eine Erhöhung der lymphpflichtigen Last hinzukommen, die per se noch kein Lymphödem verursachen könnten, aber in Kombination mit der Vorschädigung zu Verlust der Reservekapazität und damit zu Ödemen führen.

Klinische Diagnostik (Basisdiagnostik) des Lymphödems

5

Die klinische Diagnostik basiert auf Anamnese, Inspektion und Palpation.

5.1 Anamnese

1. Allgemeine Anamnese:
   Schwerpunkt der Familienanamnese sind Ödemerkrankungen, Lymphödeme sowie gegebenenfalls Fettverteilungsstörungen/Lipödeme. Die Eigenanamnese sollte sich auf operative Eingriffe und Traumen fokussieren, die potenziell zu Schädigungen des Lymphgefäßsystems führen können, außerdem auf Tumorerkrankungen und Bestrahlungen. Weitere Punkte sind Stoffwechselerkrankungen (insbesondere Diabetes mellitus), Leber- und Nierenerkrankungen, die zu einer Hypoproteinämie führen können, frühere Hautinfektionen (Erysipele, Erythema migrans), längere Aufenthalte in Verbreitungsgebieten der Filariasis oder Hinweise auf idiopathische (zyklische) Ödeme. Wichtig ist die Kenntnis einer aktuellen Medikation. Grundsätzlich steht immer im Hintergrund, dass Lymphödeme nicht selten erste Symptome unbekannter Tumorerkrankungen sein können.
2. Spezielle Ödemanamnese:
   Neben der Frage nach dem erstmaligen Auftreten von Schwellungen sind Lokalisation und Ausbreitungsrichtung und Ausbreitungsgeschwindigkeit von Bedeutung. Nicht selten, auch dann wenn schon ein fortgeschrittenes Lymphödem mit Gewebsveränderungen besteht, wird der Zeitpunkt des Beginns zu kurzfristig angegeben, oft in scheinbarer Kausalität zu einem Bagatelltrauma, Insektenstich etc. Da Lymphödeme sich sehr langsam entwickeln wird der eigentliche Anfang von den Patientinnen/Patienten oft nicht wahrgenommen. Hier können gezielte Fragen nach auch diskreten passageren

© Der/die Autor(en), exklusiv lizenziert an Springer-Verlag GmbH, DE, ein Teil von Springer Nature 2023
W. J. Brauer, *Klinische Diagnostik des Lymphödems*, essentials,
https://doi.org/10.1007/978-3-662-67170-2_5

Schwellungen in der Vergangenheit (z. B. im Sommerurlaub) zu mehr Klarheit führen. Lymphödeme tun nicht weh, können aber Missempfindungen, Druck- und Spannungsgefühl verursachen. Die Angabe von Schmerzen können auf Komorbiditäten oder bei typischen Fettverteilungsstörungen, dann in Verbindung mit der Neigung zu Hämatomen bei Bagatelltraumen, auf ein Lipödem oder Lipolymphödem weisen. Wichtig sind Angaben von Flüssigkeitsaustritt (Lymphfisteln) und weiterer Hautveränderungen. Genitalödeme werden in der Regel nicht spontan angegeben, gegebenenfalls sollte gezielt danach gefragt werden.

Schnell entstehende und rasch progrediente Ödeme und mit Schmerzen und/oder venöser Stauung einhergehende (pralle) Schwellungen sind verdächtig auf ein malignes Lymphödem.

Folgende Eckpunkte können bei der Anamneserhebung hilfreich sein (Brauer 2021):

1. Lymphödeme können zu Missempfindungen, z. B. Spannungsgefühl ect. führen, sind aber selbst bei sehr ausgeprägten Krankheitsbildern nicht schmerzhaft.
2. Benigne Formen des Lymphödems weisen meistens eine sehr langsame Progredienz auf, der Erkrankungsbeginn ist oft nicht exakt zu eruieren. Gezielte Fragen nach früheren passageren Schwellungen beispielsweise im Sommer oder auch an der scheinbar unauffälligen Gegenseite und anderen Körperregionen können oft weiterhelfen.
3. Distaler oder zentraler Beginn eines peripheren Ödems und dessen Ausbreitungsrichtung?
4. Ereignisse, nach denen ein Lymphödem erstmalig bemerkt wird, können ursächlich sein, insbesondere dann, wenn sie geeignet wären, eine Schädigung des Lymphgefäßsystems zu verursachen. Sie können aber auch lediglich Anlass einer Erstmanifestation eines subklinischen Lymphödems sein, sei es durch Erhöhung der lymphpflichtigen Last oder einer weiteren Schädigung einer vorbestehenden Funktionseinschränkung.
5. Schnell entstehende und rasch progrediente Ödeme und mit Schmerzen und/oder venöser Stauung einhergehende (pralle) Schwellungen sind verdächtig auf ein malignes Lymphödem.

6. Gibt es Hinweise auf eine mögliche Alteration des Lymphgefäßsystems beispielsweise durch ärztliche Eingriffe oder Traumen oder auf Strahlenschäden und Tumore oder andere Ursachen für ein sekundäres Lymphödem?
7. Frühere Erysipele oder andere entzündliche Erkrankungen, Zeckenbisse oder Parasitosen, die das Lymphgefäßsystem schädigen können?
8. Liegen Erkrankungen, die zu einer Zunahme der lymphpflichtigen Last führen können, vor und/oder zu einer Erniedrigung der Transportkapazität führen können (z. B. Diabetes mellitus)?
9. Medikamentenanamnese, insbesondere Diuretika, Ca-Antagonisten, Chemotherapien, neurotrope Medikamente, Hormonpräparate, Glitazone u. a. (S2k Leitlinie 2017)
10. Genitalödeme werden selten spontan angegeben, gegebenenfalls sollte gezielt danach gefragt werden.
11. Gibt es eine abdominelle oder thorakale Symptomatik, die auf eine lymphogene Beteiligung weisen könnte?
12. Spontan oder Druckschmerzhaftigkeit und Hämatomneigung als Hinweis auf ein „Lipödem" oder „Lipolymphödem"?

5.2 Inspektion

Die Inspektion sollte den ganzen Körper erfassen. Primäre Lymphödeme beginnen in etwa 95 % in der Peripherie und breiten sich zentripetal aus, sekundäre dagegen meistens proximal mit zentrifugaler Ausbreitung. Insbesondere nach Lymphonodektomien oder lokalisierten Schädigungen des Lymphgefäßsystems sollte das gesamte Tributargebiet in Augenschein genommen (und palpiert) werden. Beachtet werden Schwellungen und vermehrtes Volumen, Volumendifferenzen. Sowohl primäre (Abb. 4.2), als auch sekundäre Lymphödeme sind meistens asymmetrisch (Abb. 4.3). Beim Turner-Syndrom (Pterygium colli, Ohrmuscheldysplasie u. a.) werden symmetrische Lymphödeme beobachtet.

Bei Lymphödemen nach axillarer Lymphonodektomie beginnt das Ödem am Arm normalerweise am Oberarm: Anfangs ist es von dorsal besser zu erkennen als von ventral. Am Rückenprofil besonders im Bereich über und caudal der Scapula können Seitendifferenzen mit verstrichenen Falten auf Ödeme hinweisen (Abb. 4.3a, b).

Impressionseffekte durch Kleidung, sofern sie nicht flüchtig sind, können auf ein Lymphödem deuten. Vertiefte natürliche Hautfalten und Formveränderungen der Zehen mit annähernd rechteckigem Querschnitt („Kastenzehen") (Abb. 4.4) sind typische Symptome eines fortgeschrittenen Lymphödems. Eine medial und lateral verstrichene oder ballonierte Area retromalleolaris und/oder ein auch nur lokalisiert oder diskret verstrichenes Fußrückenrelief, mehr noch ein balloniertes Fußrückenrelief sind zuverlässige Ödemzeichen und, bei reduzierter Dellbarkeit, fast beweisend für ein Lymphödem (Abb. 4.4). Diese Symptome können einzeln oder in Kombination mit einem Stemmerschen Zeichen bzw. Hautfaltenzeichen vorkommen (Brauer und Brauer 2016).

Symmetrische Fettverteilungsstörungen der Extremitäten mit Aussparung der Hände und Füsse sind spezifisch für Lipödeme und Lipohypertrophien, nicht aber für Lymphödeme. Längendifferenzen mit lokaler Weichteil- und Knochenhypertrophie zusammen mit Gefäßmalformationen einschließlich des Lymphgefäßsystems sowie typischen kavernösen Hämangiomen der Haut („Café-au-lait") sind charakteristisch für ein Klippel-Trénaunay-Weber-Syndrom, ein Angioosteohypertrophie-Syndrom. Kutane Symptome können allerdings auch fehlen.

Im *Stadium 3* des Lymphödems finden sich lymphostatische Hautveränderungen, von denen einige pathognomonisch sind (*):

- Vergröberte Hauttextur
- Vertiefte natürliche Hautfalten* (Abb. 4.4)
- Hyperkeratose (Abb. 5.1)
- Papillomatosis cutis lymphostatica* (Abb. 4.4, 5.1 und 5.2)
- Hautverdickung (Pachydermie)
- Pigmentierung
- Mazerierte Haut
- Ekzem
- Lymphokutane Zysten* (Abb. 5.3)
- Lymphfisteln*
- Gestaute Lymphgefäße* (Abb. 5.4)
- Hypodermitis (Staungsdermatitis) induriert/nicht induriert
- Erysipel (Abb. 5.5 und 5.6)
- Lymphangitis
- Ulcera (selten, meist lateral durch Irritation)
- Onychodystrophie (Druck)
- Mykosen/Onychomykose/Intertrigo/Tinea interdigitalis

Lymphzysten und Lymphfisteln treten manchmal nur als unscheinbare kleine Hautflecken in Erscheinung.

Neben den im Abschnitt Lymphostase, Hautveränderungen, beschriebenen Symptomen der Haut können Fingernageldefekte, gelb verfärbte Finger- und Zehnägel oder eine Distichiasis auf seltene Syndrome mit Beteiligung des Lymphgefäßsystems weisen. Corona phlebektatica paraplantaris, Varizen, Blow-Out-Phänomen, Atrophie blanche und Dermatoliposklerose sowie Ulcera cruris,

Abb. 5.1 Papillomatosis cutis lymphostatica, verruköse Form. Kastenzehen, vertiefte natürliche Hautfalten. (Abbildung mit freundlicher Genehmigung von G. Menzinger, Wien)

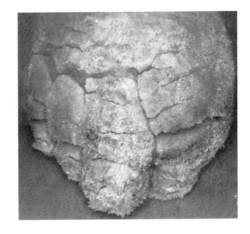

Abb. 5.2 Papillomatosis cutis lymphostatica. Cave Verwechslungen mit Condylomata acuminata. (Abbildung mit freundlicher Genemigung Ch. Schuchhart, Freiburg)

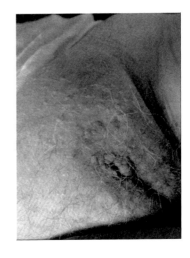

Abb. 5.3 Lymphzysten bei
Klippel-Trénaunay-Weber-
Syndrom

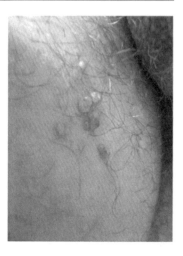

Abb. 5.4 Lymphödem der
Mammae bei einem Mann
mit maximal gestauten
cutanen Lymphgefäßen bei
oberer Einflussstauung
durch malignen Tumor mit
Einbruch in die Vena cava
superior

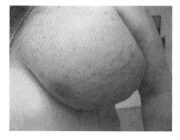

sind Symptome einer CVI, die im Stadium 2 und 3 nach Widmer zu einem
Lymphödem (phlebolymphostatische Insuffizienz) führt.

5.3   Palpation

Chronische Lymphödeme mit fibrosklerotischen Gewebsveränderungen weisen in
den meisten Fällen Palpationsbefunde bezüglich Dellbarkeit des Gewebes und
Hautfaltendicke auf, die pathognomonisch für das Lymphödem sind.

Dellbarkeit: Ödeme unterschiedlicher Genese einschließlich Lymphödeme im
Stadium 1 weisen eine teigige Konsistenz auf und lassen sich durch Fingerdruck
eindellen, wobei die Dellen kurzzeitig bestehen bleiben, und zu stehenden Hautfalten ausdrücken. Pathognomonisch für chronische Lymphödeme im Stadium 2

Abb. 5.5 Zustand nach
Mammaca. rechts,
brusterhaltender Therapie
und axillarer
Lymphonodektomie.
Erysipel mit diskreter
Rötung am rechten
Oberarm ohne weitere
klinische Symptomatik. Im
Zusammenhang Verdacht
auf ein subklinisches
Lymphödem des rechten
Armes

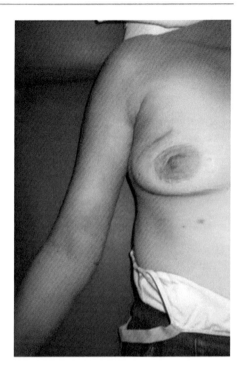

und 3 ist eine durch die Fibrosklerose bedingte Einschränkung der Dellbarkeit. Die reduzierte Dellbarkeit kann bis zu harter Konsistenz reichen, dies insbesondere im Stadium 3. Zu beachten ist, dass in seltenen Fällen angrenzend an ausgeprägte fibrosklerotische Zonen Regionen mit weicher Konsistenz und gut dellbaren Ödemen vorkommen können. Veränderungen der Konsistenz und der Dellbarkeit folgen meistens der Ausbreitungsrichtung von Lymphödemen, also beim primären in der Regel von distal nach proximal und von sekundären von proximal nach distal.

Stemmersches Zeichen und Hautfaltenzeichen: Palpatorisch lässt sich eine Fibrosierung von Kutis und Subkutis mittels eines Hautfaltentests, möglichst im Seitenvergleich bzw. Vergleich der oberen mit den unteren Extremitäten erkennen. Verbreiterte oder nicht abhebbare Hautfalten sind typisch für eine Fibrosierung und damit für ein Lymphödem Beginnende Fibrosierungen beim primären Lymphödem der Beine beginnen oft im Bereich des dorsalen Grundgliedes der 2. (und

Abb. 5.6 Cardiales Ödem
mit symmetrischen gut
dellbaren Ödmen; Erysipel
beider Beine

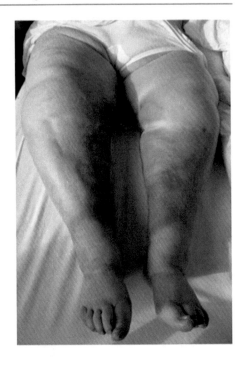

3.) Zehe und sind dort zu ertasten, derartige Befunde werden als Stemmersches Zeichen bezeichnet (Abb. 5.1) (Stemmer 1976).

Ein positives Stemmersches Zeichen (Abb. 5.7), eine Verdickung der Area retromalleolaris und/oder ein verstrichenes oder balloniertes Relief des Fußrückens (Abb. 4.4) bei eingeschränkter oder fehlender Dellbarkeit gelten als Beweis eines Lymphödems, das Fehlen eines oder mehrere dieser Symptome schließt ein Lymphödem nicht aus. Gleiches gilt für positive Hautfaltenzeichen und andere ödembedingte Schwellungen verbunden mit eingeschränkter Dellbarkeit (Brauer und Brauer 2016).

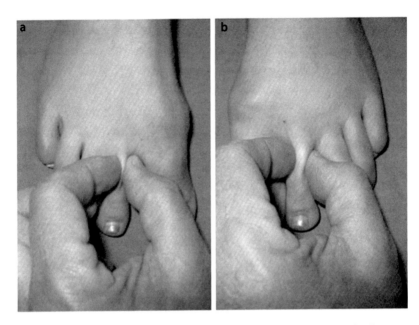

Abb. 5.7 Primäres Lymphödem der Beine, links ausgeprägter als rechts. Rechts Stemmersches Hautfaltenzeichen negativ, aber verstrichenes nicht dellbares Fußrückenrelief, das per se für ein Lymphödem beweisend ist (**a**). Links positiver „Stemmer" und ballonierter Fußrücken (**b**)

Krankheitsbilder mit Lymphostase 6

6.1 Primäre Lymphödeme

1. Primäre Lymphödeme
2. Benigne sekundäre Lymphödeme
3. Maligne sekundäre Lymphödeme
4. Lipolymphödem
5. Chronisch venöse Insuffizienz
6. Erysipele bei Lymphostase
7. Artifizielle Lymphödeme
8. Diabetes mellitus

Primäre Lymphödeme können sich in jedem Alter erstmals auftreten. In der Mehrzahl liegt die Erstmanifestation vor dem 35. Lebensjahr (Lymphoedema praecox) mit einem Altersgipfel von 17 Jahren, seltener später (Lymphoedema tardum). Vereinzelt können Symptome schon nach der Geburt vorhanden sein. Das Verhältnis Frauen zu Männern beträgt etwa 87 % zu 13 % (Mattonet et al. 2015).

Neben den in überwiegender Mehrzahl sporadischen Lymphödemen sind hereditäre Formen seltener. Ohne adäquate Therapie ist der Verlauf primärer Lymphödeme meist chronisch-progredient. Primäre Lymphödeme betreffen häufiger die unteren als die oberen Extremitäten. Generalisierte Lymphödeme kommen ebenfalls vor. Zu etwa 95 % breitet sich die klinische Symptomatik von distal nach zentral aus. Der Befall ist fast immer beidseitig, aber asymmetrisch. Bei klinisch einseitigem Befund lässt sich in der Regel mit der Funktionslymphszintigraphie ein subklinisches Lymphödem der Gegenseite nachweisen (Abb. 4.1 und 4.2).

© Der/die Autor(en), exklusiv lizenziert an Springer-Verlag GmbH, DE, ein Teil von Springer Nature 2023
W. J. Brauer, *Klinische Diagnostik des Lymphödems*, essentials,
https://doi.org/10.1007/978-3-662-67170-2_6

6.2   Sekundäre Lymphödeme

6.2.1   Benigne sekundäre Lymphödeme

Im Gegensatz zu primären Lymphödemen ist die Ausbreitungsrichtung von sekundären Lymphödemen meistens von proximal nach distal. Die Lokalisation ist abhängig vom ursächlichen Ereignis. Prinzipiell ähnelt die klinische Symptomatik und der klinische Verlauf dem primären Lymphödem. Abhängig von der Ursache eines sekundären Lymphödems ist bei einzelnen Formen ein Akutstadium vom chronischen Stadium zu unterscheiden. In diesen Fällen liegt im akuten Stadium, das maximal 6 Monate dauern kann, eine kombinierte Insuffizienz vor: Auf eine erhöhte lymphpflichtige Last trifft eine erniedrigte Transportkapazität. Diese ist verursacht durch eine organische und eine reversible funktionelle Schädigung von Lymphgefäßen. Im chronischen Stadium (nach 6 Monaten) ist davon auszugehen, dass sich die lymphpflichtige Last normalisiert hat und die funktionelle Schädigung abgeklungen ist, die organische Schädigung aber persistiert.

6.2.1.1   Lymphödeme durch Entzündungen, Erysipel

Zahlreiche Entzündungsformen können zu Ödemen führen. In der Lymphologie spielt das Erysipel eine besondere Rolle. Über alle Stadien gemittelt erleiden etwa ein Drittel der Patientinnen/Patienten mit einem chronischem Lymphödem ein- oder mehrmals im Leben ein Erysipel. Dies ist von besonderer Bedeutung, da Erysipele zu (weiteren) nachhaltigen Schäden von Lymphgefäßen führen können und das innerhalb einer sehr kurzen Zeit. Deshalb ist eine unverzügliche Diagnostik und schon bei Verdacht auf ein Erysipel eine sofortige antibiotische Therapie geboten. Selbst bei ursprünglich Gesunden kann ein Erysipel ein chronisches Lymphödem verursachen. Klinisch sind Erysipele gekennzeichnet durch ein sich in wenigen Stunden ausbreitendes zur Umgebung scharf abgrenzbares Erythem (Abb. 5.5 und 5.6).

Häufig findet sich ein ausgeprägtes Krankheitsgefühl mit Fieber, das von Frösteln bis „Schüttelfrost" reichen kann sowie Schmerzen. Besondere Formen sind bullöse und hämorrhagische Erysipele. Komplikationen, wie Fasciitiden und Phlegmonen sind klinisch kaum, jedoch sonographisch zuverlässig zu erkennen. Bei leichten Formen können allerdings die Hautveränderungen sehr diskret sein und Störungen des Allgemeinbefindens fehlen. Hier sind gegebenenfalls Hinweise auf ein klinisches oder auch subklinisches Lymphödem diagnostisch wegweisend (Abb. 5.5).

6.2.1.2 Lymphödeme bei Filariasis

In Europa sehr selten, in einigen tropischen Regionen jedoch häufig sind Lymphödeme bei Filariasis. Ursache ist eine Infektion mit Filarien, die zu lymphostatischen Ödemen führen können. Diese führen über eine chronische Lymphangitis und Lymphadenitis oft zu ausgeprägten Ektasien und Elongationen von Lymphgefäßen, außerdem zu Orchitis, Epididymitis, Hydrozelen und Chylurie. Betroffen sind vorwiegend die Beine sowie das Skrotum.

6.2.1.3 Lymphödeme nach Lymphonodektomien, iatrogene Lymphödeme

Schon die Entnahme eines einzelnen Lymphknotens im Bereich der Axilla oder femoroinguinal kann ein chronisches Lymphödems verursachen. Diese Lymphödeme können sich sofort oder nach einem symptomfreien Intervall manifestieren. Armlymphödeme nach axillarer Lymphonodektomie treten in den meisten Fällen innerhalb der ersten beiden Jahre auf. Je später jene beginnen desto mehr ist der Befund verdächtig auf eine maligne Genese. Bei Patientinnen nach brusterhaltender Therapie eines Mammakarzinoms sind häufig oft diskrete Lymphödeme der Mamma, und hier hauptsächlich in den unteren beiden Quadranten zu erwarten. Hinweise darauf können neben Abdrücken der Kleidung auf der Haut und gespannter Haut der Tastbefund einer festeren Konsistenz geben; Lymphödeme der Arme beginnen meist proximal, nicht selten ist im Seitenvergleich das Rückenprofil der betreffenden Seite verstrichen. Weitere typische Lokalisationen sind Lymphödeme der Beine nach retroperitonealer Lymphonodektomie sowie Kopf-Hals-Lymphödeme nach Neck dissection.

Ebenfalls bergen operative Eingriffe im Bereich von für den Lymphtransport wichtigen Lymphkollektoren die Gefahr einer Schädigung derselben. Praedilektionsstellen sind Unterschenkel bei Venenentnahme im Rahmen einer coronaren Bypassoperation und die Leistenregion bei rekonstruktiven angiologischen Eingriffen, die häufig Ursache postrekonstruktiver Lymphödeme der Beine sind. Eine Radiatio im Bereich regionaler Lymphknoten kann ebenfalls eine Lymphtransportstörung begünstigen.

6.2.1.4 Akutes posttraumatisches Lymphödem/chronisches posttraumatisches Lymphödem

Beim *akuten posttraumatischen Lymphödem* liegt eine kombinierte Insuffizienz vor mit erhöhter lymphpflichtiger Last und einer funktionellen sowie organischen Schädigung des Lymphgefäßsystems mit Einschränkung der Transportkapazität. Erhöhte lymphpflichtige Last und funktionelle Schäden sind reversibel und bilden

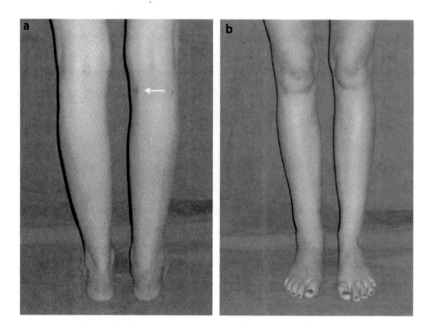

Abb. 6.1 Sekundäres posttraumatisches kaum dellbares Lymphödem nach Hundebiss Unterschenkel oben innen und außen und Glutealregion rechts. Ballonierte Area retro-malleolaris (**a**) und ballonierter Fußrücken rechts (**b**). Stemmer negativ. Links diskretes praetibiales Ödem und angedeutet verstrichenes Fußrückenrelief und negativer Stemmer bei niedrignormalem Lymphtransport in der Funktionslymphszintigraphie. Diagnose: Sekun-däres posttraumatisches Lymphödem rechts bei Verdacht auf gering ausgeprägtes primäres Lymphödem der Beine

sich innerhalb von 6 Monaten zurück. *Chronisches posttraumatisches Lymph-ödem:* Potenziell irreversibel können Lymphtransportstörungen durch organische Defekte bleiben, dann, wenn Defekte des Lymphgefäßsystem durch Kollate-ralbildungen und Ausbildung lymphovenöser Anastomosen nicht ausreichend kompensiert sind. Ab dem 6. Monat nach einem Trauma ist bei einem Lym-phödem von einer mechanischen Insuffizienz auszugehen (Abb. 6.1). Gleiches gilt für postoperative bzw. iatrogene Lymphödeme.

6.2.1.5 Artifizielle Lymphödeme
Artifizielle Lymphödeme entstehen infolge einer Selbstbeschädigung. Meist durch kontinuierliches Abschnüren oder Beklopfen einer Körperregion verursachte

chronische Schädigung von Strukturen des Lymphgefäßsystems führen zu einer herabgesetzten Transportkapazität und so zu einem chronischen Lymphödem. Bildet sich zusätzlich durch die wiederholten Traumen eine erhöhte lymphpflichtige Last entsteht eine kombinierte Insuffizienz. Beim Abschnüren wird der venöse Rückfluss blockiert mit der Folge einer passiven Hyperämie mit erhöhter Filtration. Weitere Formen der Selbstbeschädigung sind in Kasuistiken belegt, einschließlich eines Lymphödems Stadium 3 eines Beines durch konsequenten Nichtgebrauch und dadurch bedingtem Ausfall des Hilfsmechanismus der Muskel- und Gelenkpumpe. Anamnestische Hinweise auf ein artifizielles Lymphödem können häufige Arztwechsel oder Befundverschlechterung unter Therapie geben. Die klinischen Befunde sind oft uncharakteristisch. Schnürfurchen an den Extremitäten werden von den Patientinnen/Patienten zunehmend durch sublime Technik des Abschnürens vermieden (Abb. 6.2). Häufig sind dagegen Schnürfurchen von einer inadäquaten Bestrumpfung besonders mit rundgestrickten Strümpfen oder durch Bandagen verursacht. Petechien können auf Abschnürungen deuten.

Abb. 6.2 Artifizielles Lymphödem der linken Hand durch Abschnüren mit Schwellung und livider Verfärbung; angedeutete breite Schnürfurche im Bereich des Handgelenkes. Narbe auf dem Handrücken

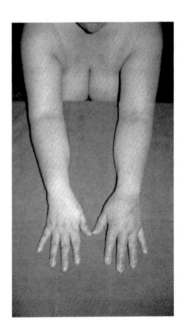

6.2.1.6 Chronisch venöse Insuffizienz (CVI) und das Lymphgefäßsystem

Ursächlich für Ödeme bei Venenerkrankungen sind venöse Hypertonien auf dem Boden von Varikosen, Klappenagenesien und –Atrophien, Thrombosen, Phlebitiden, Kompressionssyndromen. Ödeme bei der CVI im Stadium I beruhen auf einer passiven Hyperämie mit erhöhter kapillarer Filtration und somit erhöhter lymphpflichtiger Eiweiß- und Wasserlast. Unter der Voraussetzung eines intakten Lymphgefäßsystems, dessen kompensatorische Mehrleistung zur Ödembewältigung nicht mehr ausreichend ist, liegt eine dynamische Insuffizienz vor, ein *Phlebödem*. Diese Ödeme sind gut dellbar. Im Verlauf, also in den Stadien II und III der CVI finden sich regelmäßig Überlastungsschäden des Lymphgefäßsystems, zusätzlich können weitere Schädigungen in der Nachbarschaft von Thrombophlebitiden dazukommen, was zu eingeschränkter Transportkapazität führt. Aus der dynamischen Insuffizienz wird eine kombinierte Insuffizienz mit der Folge einer *phlebolymphostatischen Insuffizienz*. Zu den Symptomen der CVI überlagern sich Symptome eines Lymphödems mit den typischen Gewebs- und Hautveränderungen, die phlebologische Therapie bedarf einer zusätzlichen lymphologischen Behandlung.

6.2.1.7 Diabetogenes Lymphödem

Beim Diabetes mellitus kommt es im Verlauf häufig zu Schädigungen, die die Lymphbildung und den Lymphtransport auf unterschiedlicher Weise beeinflussen und zu einer komplexen Ödemsymptomatik führen können:

Erhöhte lymphpflichtige Last:

1. Zu einer Erhöhung der lymphpflichtigen Last führt die beim Diabetes mellitus häufige diabetische Neuropathie. Sie bedingt dauerhaft eine verminderte Funktion der praekapillaren Sphinkteren mit der Folge einer aktiven Hyperämie mit erhöhter Filtration
2. Gykokalyxschädigungen, die zu gesteigerter Permeabilität der Kapillarwände führen
3. Entzündungen
4. Gestörter Veno-arterieller Reflex.
5. Ischämien

Erniedrigung der Transportfunktion bewirken:

6. Gestörter Sympathikotonus
7. Gestörte Lymphangiomotorik
8. Gestörte Lymphbildung
9. Undichte Lymphgefäße
10. Komorbiditäten/Medikamente/medikamentöse Ödeme

Insgesamt entstehen beim Diabetes mellitus chronische Lymphödeme auf dem
Boden erhöhter lymphpflichtiger Last und eingeschränkter Transportkapazität,
also einer *kombinierten Insuffizienz.*

6.2.2 Maligne Lymphödeme

Maligne Lymphödeme entstehen durch Kompression, Infiltration und Oblite-
ration von Lymphgefäßen und/oder Lymphknoten oder selten durch primäre
Gefäßtumore (Steward-Treves-Syndrom). Sie können Erstsymptom eines bis
dahin unbekannten Tumors oder Symptom eines Tumorrezidivs sein. Maligne
Lymphödeme entstehen im Vergleich zu anderen sekundären Lymphödemen meist
relativ schnell innerhalb von Wochen. Sie breiten sich in der Regel von proximal
nach distal aus. Die Haut kann straff gespannt sein. Zeichen einer Einflußstau-
ung, wie gestaute Venen oder Hautlymphgefäße können vorkommen. Schmerzen
deuten auf eine Beteiligung nervaler Strukturen durch das Tumorgeschehen.

Lipödem/Lipolymphödem

7

Wenn es sich auch beim Lipödem nicht um ein lymphostatisches Krankheitsbild handelt, so gibt es doch Schnittmengen zur Lymphologie. Junge Patientinnen mit Lipödem haben in den Beinen im Vergleich zum Normalkollektiv eine erhöhte lymphpflichtige Last, die ihr Lymphgefäßsystem bewältigt. Mit zunehmendem Alter kann der Lymphtransport nachlassen, nicht selten, genaue Zahlen sind nicht bekannt, geht das Lipödem in ein Lipolymphödem über (Brauer und Brauer 2005). Ob es sich dabei um einen Überlastungsschaden handelt ist ebenfalls unbekannt. Das Lipödem kommt fast ausschließlich bei Frauen vor, bei Männern können in seltenen Konstellationen mit Hormonstörungen lipödemähnliche Symptome auftreten. Die Symptome des Lipödems sind eine typische dysproportionale symmetrische Fettgewebsvermehrung durch Hypertrophie und Hyperplasie der Fettzellen des subkutanen Fettgewebes der Beine, seltener der Arme unter Aussparung der Füße bzw. der Hände und des Körperstammes. Betroffen können Glutealregion mit Oberschenkeln bis unterhalb der Kniegelenke mit typischer Prominenz der Nates und ventralen und medialen Oberschenkeln, oder Ober- und Unterschenkel, selten nur die Unterschenkel allein sein. An den Armen gibt es vergleichbare Verteilungsmuster (Abb. 7.1 und 7.2). Im Gegensatz zur „Lipohypertrophie" leiden die Patientinnen unter Spontan-, Berührungs- oder Druckschmerzen, diese können diskret oder ausgeprägt sein, sowie unter der Neigung zu Hämatomen bei minimalen Traumata durch erhöhte Kapillarfragilität und, bei den Beinen, unter orthostatischen Ödemen bei gestörtem venoarteriellem Reflex (VAR) (Strößenreuther 2001). Die Erkrankung beginnt häufig in der Pubertät und verläuft meist chronisch progredient. Es werden drei Stadien unterschieden: Stadium I: Glatte Hautoberfläche und homogene Gewebsstruktur (Abb. 7.1). Stadium II: Unebene Hautoberfläche, knotige Gewebsstruktur (Abb. 7.2) und Stadium III: Groblappige Fettgewebsvermehrung.

© Der/die Autor(en), exklusiv lizenziert an Springer-Verlag GmbH, DE, ein Teil
von Springer Nature 2023
W. J. Brauer, *Klinische Diagnostik des Lymphödems*, essentials,
https://doi.org/10.1007/978-3-662-67170-2_7

Abb. 7.1 Lipödem beider
Beine. Säulenförmige
Verdickung der Beine,
Aussparung der Füße.
Typische kleine cutane
Hämatome. Funktionslym-
phszintigrapisch (nicht
dargestellt)
altersentsprechend erhöhter
Lymphtransport im rechten
Bein, links sekundäres
Lymphödem mit
erheblicher Einschränkung
des Lymphtransportes nach
„diagnostischer"
Lymphonodektomie bei
banalem reaktivem
Lymphknoten

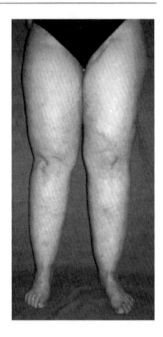

Beim Lipolymphödem kommen zusätzlich zu den Merkmalen eines Lipödems
die Symptome eines Lymphödems dazu mit Beteiligung der Füße respektive
Hände.

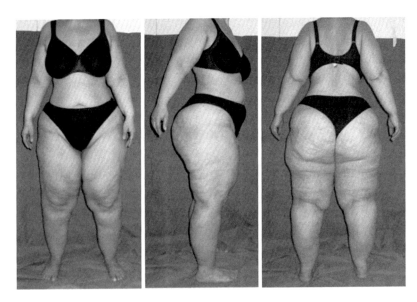

Abb. 7.2 Lipolymphödem der Beine und Lipödem der Arme mit typischer Aussparung der Hände und Füße. Die Patientin entwickelte die dysproportionierte Fettverteilungsstörung während ihrer aktiven Zeit als Leistungssportlerin und Balleteuse mit 18 J. Zeichen des Lymphödems sind die Verdickung der Area retromalleolaris und das verstrichene Fußrückenrelief beidseits. Kein Stemmersches Hautfaltenzeichen. Funktionslymphszintigraphisch erniedrigte Lymphknotenuptakewerte beider Beine

Differentialdiagnose der Ödeme 8

Eine Klassifikation der Ödeme nach Ausbreitung, Lokalisation und Symmetrien kann die Diagnostik von Lymphödemen strukturieren und vereinfachen.

8.1 Generalisierte Ödeme

Primäre und sekundäre Lymphödeme sind fast immer asymmetrisch, „internistische Ödeme" sind dagegen häufig symmetrisch und gelegentlich generalisiert. Dazu gehören:

1. Kardiale Ödeme (Abb. 5.6)
2. Ödeme bei Hypoproteinämie unterschiedlicher Genese einschließlich Mangelernährung und eiweißverlierender Enteropathie
3. Renale Ödeme
4. Hepatische Ödeme
5. Endokrinolgisch bedingte Ödeme
6. Pathologische Schwangerschaftsödeme
7. Medikamentös induzierte Ödeme (Erwähnenswert sind z. B. Kortikoide, nichtsteroidale Antirheumatika, Östrogene, Antiöstrogene, Antikonzeptiva, Gestagene und Kalziumantagonisten oder Diuretika(!) (Übersicht bei: Largeau et al. 2001).
8. Allergische Ödeme (generalisiert/lokalisiert)
9. „Capillary Leak Syndrome" (allergisch, toxisch)
10. Generalisierte Glykokalyxschädigungen
11. Inaktivitätsbedingte Ödeme.
12. Lymphostatische Enteropathie mit intestinaler Lymphostase. Diese Ödeme bedürfen neben einer speziellen Diät (Ceres-Diät) mit Ersatz langkettiger

W. J. Brauer, *Klinische Diagnostik des Lymphödems*, essentials, https://doi.org/10.1007/978-3-662-67170-2_8

Triglyceride durch mittel- und kurzkettige und eine lymphologische Therapie zur Aktivierung der Lymphbildung und des Lymphtransportes im
Bauchraum.

8.2   Lokalisierte Ödeme

Bei lokalisierten Ödemen sollten differentialdiagnostisch unterschieden werden:

Primäre Lymphödeme
Phlebolymphostatische Ödeme
Diabetes mellitus (s. o.)
Entzündliche Ödeme
    Lokale bakterielle Infektionen
    Rheumatoide Arthritis
    Aktivierte Arthrosen
    Kollagenosen (z. B. Sklerodermie)
    Urticaria/Angioödem
    Komplexes regionales Schmerzsyndrom (CRPS)
Posttraumatische/postoperative Ödeme
Ischämische Ödeme/postrekonstruktive Ödeme
Allergische Ödeme
Angioödeme
Weitere lokale Glykokalyxschädigungen
Weitere sekundäre Lymphödeme (s. o.)
Lipödem/Lipolymphödem (Abb. 7.1 und 7.2)

8.3   Nicht ödembedingte
Extremitätenverdickungen – Asymmetrien

Neben physiologischen Asymmetrien der Extremitätenmuskulatur, insbesondere
bei einseitig betontem Gebrauch der Extremitäten sollten bei differentialdiagno-
stischen Erwägungen lokale Extremitätenverdickungen, wie Asymmetrien des
Fettgewebes und zonale Lipohypertrophie/Lipome, Fibrome, Lymphangiome,
Paresen, Thrombosen, Hämatome und Tumore, die zu Verwechslungen mit einem
Lymphödem führen könnten, in Betracht gezogen werden.

Gedanken zu frühzeitiger Diagnostik von subklinischen und klinischen Lymphtransportstörungen

Da nach bestimmten Eingriffen, wie beispielsweise Lymphonodektomien axillar, femoroinguinal oder retroperitoneal eine relevante Gefahr für die Entwicklung eines Lymphödems besteht, sollte auch bei fehlender Ödemsymptomatik von einem möglichen subklinischen Lymphödem ausgegangen werden. Subklinische Lymphödeme bedürfen zwar keiner Therapie, es macht jedoch Sinn, gezielt Maßnahmen zu ergreifen, die eine Verschlechterung zu einem klinisch manifestem Lymphödem verhindern oder verzögern können. Dies sind im wesentlichen Vermeidung von auch banalen Verletzungen im betreffenden Tributargebiet, wie Blutentnahmen, Blutdruckmessen, Akupunktur, Sonnenbrand, Kratzer bei der Gartenarbeit und vieles anderes mehr oder gegebenenfalls Entlastung des Lymphgefäßsystems durch Kompressionsbestrumpfung bei stehenden Berufen.

Kenntnis und Erfassen potenzieller Schädigung des Lymphgefäßsystems bei Traumen und im Rahmen medizinischer Eingriffe ermöglichen eine gezielte Therapie mit der manuellen Lymphdrainage mit dem Ziel, eine Lymphangioneogenese zur Kollateralisierung zu fördern und Ödeme rasch abzubauen. Die Behandlung sollte frühzeitig, möglichst sofort nach einer potentiellen relevanten Schädigungen beginnen, bevor Narbenbildungen ein Überbrücken eines Defektes verhindern können. Dies gilt gleichermaßen für iatrogene wie für posttraumatische Schäden. Auch wenn nicht unmittelbar im Bereich einer Verletzung oder Wunde gearbeitet werden kann, ist die manuelle Therapie durch reflektorische Aktivierung des Lymphtransportes dort wirksam.

W. J. Brauer, *Klinische Diagnostik des Lymphödems*, essentials, https://doi.org/10.1007/978-3-662-67170-2_9

Weiterführende Diagnostik

10

Die klinische Diagnostik bietet ausreichend Sicherheit für die Diagnosestellung, wenn keine relevanten Komorbiditäten vorliegen und sich das Lymphödem in einem fortgeschrittenen Stadium (ab Stadium 2) befindet. Bei Vorliegen differentialdiagnostisch relevanter Komorbiditäten, bei Lymphödemen im Frühstadium, bei Beteiligung innerer Organe oder bei gutachterlicher Fragestellung sowie bei Erwägung einer invasiven Therapie ist die alleinige Basisdiagnostik nicht ausreichend, es wird eine weiterführende Diagnostik erforderlich (S2k Leitlinie 2017). An erster Stelle sind bildgebende Verfahren (Brauer 2021) und hier ganz besonders die Funktionslymphszintigraphie zu nennen, das einzige Verfahren zur quantitativen Beurteilung des Lymphtransportes Bei der Anforderung einer Funktionslymphszintigraphie empfiehlt sich darauf zu achten, dass die Untersuchung nach einem standardisierten Protokoll mit kontrollierter Belastung und einer validen Schwächungskorrektur durchgeführt wird (Brauer 2021).

© Der/die Autor(en), exklusiv lizenziert an Springer-Verlag GmbH, DE, ein Teil von Springer Nature 2023
W. J. Brauer, *Klinische Diagnostik des Lymphödems*, essentials,
https://doi.org/10.1007/978-3-662-67170-2_10

Was sie aus diesem *essential* mitnehmen können

- Erkrankungen des Lymphgefäßsystems sind häufig, fast immer chronisch und ohne suffiziente Dauertherapie progredient, sie betreffen die meisten medizinischen Fachgebiete.
- Das *essential* vermittelt der Leserin, dem Leser grundlegende, für die klinische Diagnostik des Lymphödems relevante Kenntnisse über funktionelle Anatomie, Physiologie und Pathophysiologie des Lymphgefäßsystems. Die Möglichkeiten (und Grenzen) der klinischen Untersuchungsmethoden werden erläutert, die verschiedenen Krankheitsbilder des Lymphödems vorgestellt und differentialdiagnostische Überlegungen von Ödemerkrankungen dargelegt.
- Leserinnen und Leser sollen in die Lage versetzt werden, – das gilt für die meisten Fälle -, Lymphödeme möglichst mit den klinischen Methoden Anamnese, Inspektion und Palpation diagnostizieren zu können, und dies einfach, zuverlässig und schnell.

Literatur

Bachmann S. Lymphatic vessel contractility: Regulation by the autonomic nervous system under physiological and tumor-draining conditions. Diss ETH Zürich; 2818. https://doi.org/10.3929/ethz-b-000302848.

Blome C. et al. Diagnosis of lymphedema. Vasa 2013; 42: 363–9.

Brauer W. Paradoxe Szintigraphiebefunde beim primären Lymphödem der Beine. Lymph-Forsch 2020; 24 (2): 6–9.

Brauer W. Grundlegende klinische Diagnostik und Differentialdiagnostik – Basis der bildgebenden Diagnostik des Lymphgefäßsystems. In: Brauer W. (Hrsg.). Bildgebung Lymphologie. Springer 2021; 29–40.

Brauer W. Hintergründe unterschiedlicher Injektionstechniken bei der Funktionslymphszintigraphie, statischen Lymphszintigraphie und sentinel lymph node (SLN)-Markierung, indirekten Lymphangiographie und MR-Lymphangiographie, Indocyaningrün (ICG)-Lymphographie sowie der direkten Lymphographie. In: Brauer W. (Hrsg.). Bildgebung Lymphologie. Springer 2021; 101–6.

Brauer W. Lymphszintigraphie/Funktionslymphszintigraphie. In: Brauer W. (Hrsg.). Bildgebung Lymphologie. Springer 2021; 41–71.

Brauer W. (Hrsg.). Bildgebung Lymphologie. Springer 2021.

Brauer W, Brauer V. Altersabhängigkeit des Lymphtransportes beim Lipödem und Lipolymphödem. LymphForsch 2005; 9 (1) 6–9.

Brauer W, Brauer V. Lymphovenöse Anastomosen: Leberdarstellung bei der Funktionslymphszintigraphie, Gibt es Nebenwege des Lymphabflusses in das venöse System? Lymph-Forsch 2022; 2622]: 64–8.

Brauer W, Brauer V. Verdickung der Area retromalleolaris, Veränderungen des Fußrückenreliefs und Stemmersches Zeichen in der Diagnostik des Lymphödems. LymphForsch 2016; 20 (2): 65–70.

Földi M, Földi E. Physiologie und Pathophysiologie des Lymphgefäßsystems. In: Földi M, Földi E, Kubik S (Hrsg.). Lehrbuch der Lymphologie. Urtban & Fischer 2005; 180–227.

Largeau B et al. Drug-induced peripheral oedema: An aetioloy-based review. Br J Clin Pharmacol.2001; 87: 3043–3055. https://doi.org/10.11117bcp.14752.

Liu N. Trafficking of Hyaluronan in the interstitium and its possible Implications. Lymphology 2004; 37 (1):6–14.

Liu N, Zhang L. Changes of tissue fluid hyaluronan (hyaluronic acid) in peripheral lymphedema. Lymphology 1998; 31 (4):173–9.

Mattonet K, Wiliting J, Jeltsch M. Die genetischen Ursachen des primären Lymphödems. In: Weissleder H, Schuchhardt C (Hrsg.). Erkrankungen des Lymphgefäßsystems. Viavital 2015; 210–29.

Schad H. Gilt die Starlingsche Hypothese noch? LymphForsch 2009; 13:15–21.

Naoum G, Roberts S, Brunelle C, Shui A, Salama L, Daniell K, Gillespie T, Bucci L, Smith B, Ho A, Taghian A. Quantifying the Impact of Axillary Surgery and Nodal Irradiation on Breast Cancer–Related Lymphedema and Local Tumor Control: Long-Term Results From a Prospective Screening Trial. ascopubs.org/journal/jco on July 30, 2020: https://doi.org/10.1200/JCO.20.00459.

Netopil B. Häufigkeit sekundärer Arm-, Mamma- und Thoraxwandödeme nach Mammakarzinomtherapie heutzutage. Inauguraldissertation Justus-Liebig Universität Giessen 2010.

Pannier F, Hoffmann B, Stang A, Jöckel K-H, E. Rabe E. Prevalence of Stemmer's sign in the general population; Results from the Bonn Vein Study. Phlebologie 2007; 36: 289–92.

Schmolke K. Erysipel und Immunsystem. LymphForsch 2010; 14(2): 65–8.

Stemmer R. Ein klinisches Zeichen zur Früh und Differentialdiagnose des Lymphödems, Vasa 1976; 5: 261–2.

Strößenreuther R. Pathophysiologie und weiterführende Überlegungen. In Strößenreuter R (Hrsg). Lipödem und Cellulitis sowie andere Erkrankungen des Fettgewebes, Viavital Verlag Köln 2001; 79–86; 161–85.

S2k Leitlinie Diagnostik und Therapie der Lymphödeme AWMF Reg.-Nr. 058–001 Mai 2017.

Vajda J, Tomcsik M, van Doorenmaalen WJ. Connections between the venous system of the heart and the epicardiac lymphatic network. Cells Tissues Organs. 1972;83:262–74.

Wilting J, Becker J. The lymphatic vascular system: much more than just a sewer. Cell & Bioscience (2022) 12:157. https://doi.org/10.1186/s13578-022-00898-0.

Zöltzer H. Funktionelle Anatomie des Lymphgefäßsystems. In: Brauer W. (Hrsg.). Bildgebung Lymphologie. Springer 2021; 1–10.

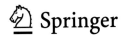
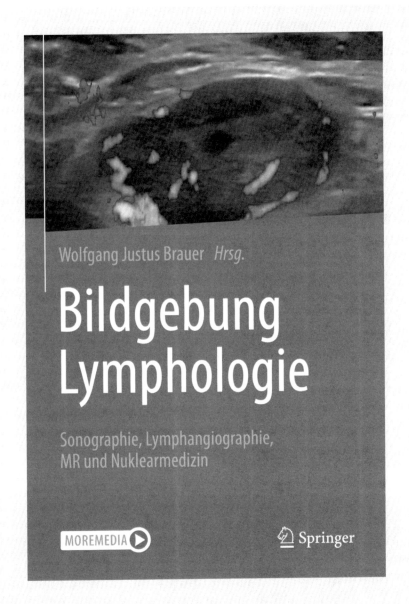

Wolfgang Justus Brauer *Hrsg.*

Bildgebung Lymphologie

Sonographie, Lymphangiographie, MR und Nuklearmedizin

MOREMEDIA ▶

🦅 Springer

Jetzt bestellen:
link.springer.com/978-3-662-62529-3

Printed in the United States
by Baker & Taylor Publisher Services